Heinz-Peter Tjaden
Viele Grüße. Dein Corona-Virus

Heinz-Peter Tjaden
Viele Grüße. Dein Corona-Virus
Verlag Momentaufnahme
Up´n Kampe 6
30938 Burgwedel
Cover-Foto: Harald Bauer
Erste Auflage April 2020
Alle Rechte beim Autor
ISBN 9780244279257

In der Region Hannover, wo der Autor wohnt, gibt es am 29. Februar 2020 den ersten Corona-Fall. Das Robert-Koch-Institut hält das für mäßig gefährlich. Fünf Wochen später bekommt Heinz-Peter Tjaden diesen Ostergruß von einer Bekannten aus Jever (Friesland): "Wer hätte das gedacht, dass sich die Welt innerhalb von 4 bis 5 Wochen so ändern kann."

Schulen und Kindergärten sind geschlossen, die meisten Geschäfte auch, ältere Menschen werden isoliert, wer sich auf die Straße wagt, soll Abstand halten, in Supermärkten werden Einkaufswagen zur Pflicht, damit sich die Kundinnen und Kunden nicht zu dicht auf die Pelle rücken können.

Die Nachrichten beginnen und enden täglich mit dem Corona-Virus, dennoch steht in dem Tagebuch von Heinz-Peter Tjaden Einmaliges über die Corona-Bewährungsprobe. Gelungen ist ihm ein sensationelles Interview, er klärt darüber auf, warum eine bestimmte Tierart über das Virus stolpert, er gibt Tipps für den Haushalt und für das Leben, das nicht mehr so alltäglich ist wie früher. Es darf auch geschmunzelt werden.

Dreizehnter März 2020

Toilettenpapier im Tiefkühlfach

Es braust ein Ruf wie Donnerbalkenhall durch den Supermarkt: "Wir haben noch Klopapier. Nächster Gang." Denn
in Corona-Zeiten wie diesen ist nichts so begehrt wie dieses
aufgerollte dünne Papier gegen beschissene Zeiten. Doch
nicht überall gibt es noch Klopapier, das man einfrieren
kann. Dieser Supermarkt in Wettmar gehört zu den Ausnah-
men.

In Burgdorf ist Toilettenpapier bereits ins Tiefkühlfach aus-
gegangen. Nur in einem Supermarkt sind die Klopapier-Re-
gale nicht ganz leer. Drei Packungen feuchtes Toilettenpapier gibt es noch.

Doch die kann man nicht einfrieren. Sie würden Eiszapfen
bilden und dann wären die Zeiten noch beschissener. Stel-
len Sie sich einmal vor, sie hätten sich das Corona-Virus
gar nicht eingefangen, könnten sich aber nicht mehr hinset-
zen.

Sechzehnter März 2020

Abstürzende Tiere

Tiere gibt es, wo man sie bisher nicht vermutet hat. An Börsen beispielsweise. Dort stürzen inzwischen fast schon täglich Dachse ab. Schuld daran soll Corinna Virus sein.

Was erst einmal wie ein Krankheitserreger klingt, ist - wenn man auf der Anhöhe vor ihrem Bau in der Feldmark steht - der Name, der auf einem der Baumstämme zu lesen ist. Dort hängt Corinna Virus fast jeden Vormittag herum, während Dachse im heiratsfähigen Alter ihr den Bau machen.

Ist das ein Geschubse und Geschiebe, wenn die Dachse Toilettenpapier den Hang herunterrollen und Corinna Virus zu Füßen legen. Nur das Weichste und das Beste findet vor ihren Augen Gefallen, bevor es in ihrem Bau ausgelegt werden darf, damit sie es beim Nachmittagsschlaf bequem habe.

Natürlich stürzt bei diesem Gedränge gelegentlich auch einmal ein Dachs ab. Darauf reagieren die Börsen natürlich sehr empfindlich, besonders in den Gesäßtaschen der fallenden Dachse. Corinna Virus bedauert das sehr. Sie vermutet, dass sie daran nicht ganz schuldlos ist. Für einen Krankheitserreger hält sie sich trotzdem nicht.

Fünfzehnter März 2020

Viren können auch vernünftig sein

Jedes Virus ist eigentlich ganz vernünftig. Nur aus unterschiedlichen Gründen. Das Aids-Virus hat laut "Frankfurter Allgemeiner Zeitung" (FAZ) vom 10. April 1987 dazu geführt, dass nur "jene Gesellschaften (überlebt haben), die auf sexuelle Freiheit zu verzichten die Kraft" aufbrachten. Danach gab es bekanntermaßen nur noch sexuelle Unfreiheit im Ehebett, bei Weihnachtsfeiern und in katholischen Kinderheimen.

Dann kam das zweite "Virus der Vernunft", das von der Wochenzeitung "Die Zeit" am 13. März 2020 verbreitet wurde, denn die FAZ war am 10. April 1987 aus dem Kreis der seriösen Medien ausgeschieden, als sie auch noch diese Behauptung aufstellte: "Wir können nur noch überlegen und entscheiden, welchen Preis wir zu zahlen bereit sind: Leben oder Sex."

"Die Zeit" nannte einen neuen Preis: 5,50 Euro für jede Ausgabe oder "Informationen von den ideologisierten Bloggern aus dem eigenen Meinungslager". Wer sich 1987 für das Leben und gegen Sex entschieden hatte, wäre zwar früher oder später sowieso ausgestorben, doch das Corona-Virus könnte die Sache erheblich beschleunigen.

Neunzehnter März 2020

Radtour zu Risikogruppen

Kein Besuch mehr, die Angst vor der Krankheit und vor dem Tod, täglich neue Meldungen über das Corona-Virus: Wenn ich durch den Altkreis radele, sehe ich keine alten Leute mehr, die mit ihrem Rollator Spaziergänge machen, niemand schiebt mehr Oma oder Opa, die im Rollstuhl sitzen, in die Sonne. Alles bleibt jetzt an den Pflegekräften hängen.

Die Menschen, die in Alten- und Pflegeheimen leben, werden in Talkshows zur Risikogruppe, die von der Enkelgeneration gemieden werden soll. Ein Virus verändert die Welt.

Die Welt verändern kann aber auch das Lachen. Deshalb werde ich mich heute mit meiner Broschüre "Zerstreutes Wohnen-Ratgeber für alle ab 70" auf mein Rad schwingen. Ich stecke dieses lächerliche Werk in die Briefkästen von Alten- und Pflegeheimen. Mit einem Gruß. "Kommen Sie gut durch diese Corona-Zeiten".

Mit schönen Erinnerungen-sogar an Arzbesuche. Ein Beispiel (Seite 16): "Beim Hausarzt. Im Wartezimmer gibt es keinen freien Stuhl, die Sprechstundenhilfe sagt: ´Gleich wird etwas frei.´ Frei wird ein Stuhl, als die Galle zur Behandlung gebeten wird. Zehn Minuten später folgt der Bandscheibenvorfall. Nur etwas langsamer als die Galle."

Zwanzigster März 2020

Lachend Abstand halten

Kaffee trinke ich neuerdings in einem Burgdorfer Supermarkt. Dort, wo der Leergutautomat steht, steht auch der Kaffeeautomat. Kaffee aus der Schweiz. Ein Euro. Sehr lecker. Und sehr heiß.

Zwei Frauen albern herum, bestehen auf einen Abstand von einem Meter 50, eine Verkäuferin macht den Leergutautomaten sauber. Sie erzählt mir, dass sie ab nächster Woche an der Kasse hinter Plexiglas sitzt. Hinter ihr steht ein Kunde mit einer Getränkekiste. Er hat Zeit.

Eine Mutter empört sich über die Lehrerin ihres neunjährigen Kindes. "Die hat Zeitungen in den Unterricht mitgebracht. Sie las den Kindern Berichte über das Corona-Virus vor. Neunjährigen Kindern! Mein Kind kann seitdem nachts nicht mehr schlafen."

Die Verkäuferin hat ihre Arbeit beendet. Zwei offenbar eng befreundete Mädchen verlassen den Supermarkt. "Hier müssen wir keinen Abstand mehr halten", sagt die eine etwa Zwölfjährige zur anderen.

Deswegen droht der niedersächsische Innenminister mit einer Ausgangssperre?, frage ich mich. Denn inzwischen kenne ich die Corona-Schlagzeilen der im Supermarkt angebotenen Zeitungen. Ein Bekannter, den ich lange nicht mehr gesehen habe, fragt mich nach meinem Hund. "Der ist tot", sage ich und hoffe, dass niemand mithört. Wie leicht entsteht in einer Kleinstadt ein Gerücht. "In Burgdorf soll es den ersten Corona-Toten geben", könnte es lauten.

Doch auch die Verbreitung von Gerüchten ist inzwischen verlangsamt. In der Stadt ist kaum jemand. Da auch die Buchhandlungen und die Bücherei geschlossen sind, hat eine Burgdorferin Bücher dabei, mit denen sie den öffentlichen Bücherschrank in der Marktstraße füttern will. "Lesefutter für die Ausgangssperre", sagt sie. Der Abstand zwischen uns beiden beträgt keine 30 Zentimeter.

Ab morgen werde ich meine sozialen Kontakte einschränken, denn in den Nachrichten habe ich gerade gehört, dass sich die Bundesregierung am Wochenende genau anschauen will, wie wir uns verhalten.

Einundzwanzigster März 2020

Corona-Virus keine Überraschung

Klappe zu, Mund offen: Aus dem öffentlichen Bücherschrank in Burgdorf habe ich zwischen zwei Büchern einen
Flugzettel hervorgezogen, auf dem mir verraten wird, wo-
her das Corona-Virus kommt. Die Behauptung, dass dieses
Virus am 18. Oktober 2019 bei einer Übung der Gates-Stif-
tung in New York freigesetzt worden sei, wird nicht mehr
aufgestellt. Nun soll es die CIA gewesen sein, und zwar
vom 18. bis 27. Oktober 2019 in Wuhan.

Als Zeugin aufgerufen wird auch die amerikanische Auto-
rin und Seherin Sylvia Browne, die 2008 das Buch "The
End of Days" veröffentlicht hat. Die meisten ihrer Vorher-
sagen haben sich inzwischen als falsch erwiesen, doch mit
einer Pandemie im Jahre 2020, bei der viele Menschen an
Lungenversagen sterben, landete sie einen Treffer. Erlebt
hat sie diesen Erfolg nicht mehr. Sie ist 2013 gestorben. Also sieben Jahre früher als von ihr selbst vermutet. Das
konnte sie natürlich nicht voraussehen.

Außerdem habe ich in meinen Büchern mehr richtig vorhergesehen als Sylvia Browne. 1983 veröffentlichte der
hannoversche Literaturverein "Dachluke" in einer Antholo-
gie meine Erzählung "Dornröschen ist wieder da". In der
ließ ich eine Eiche bei einer Versammlung der Bäume sagen: "Wenn die Menschen anfangen, Wälder zu roden, war-
nen wir uns gegenseitig." Danach dauerte es noch zehn Jah-

re, bis meine Behauptung wissenschaftlich bewiesen wurde.

In einer anderen Erzählung sagte ich zur gleichen Zeit für 1990 den Abschluss eines Vertrages zwischen der DDR und BRD voraus, mit dem die Teilung überwunden wird.

Nicht vorhergesehen habe ich allerdings, dass ich mir heute im Burgdorfer Netto-Markt vorkam wie man sich wohl bei einer Begegnung der dritten Art fühlt. Die Kassiererin saß hinter einem Halbrund aus durchsichtigem Material, das mit Klebeband zusammengehalten wurde, und schob die Waren durch einen Spalt, der aus dem Material herausgeschnitten worden war.

14

Dreiundzwanzigster März 2020

Wie weit fliegen Brötchen?

Es ist auch für die Kinder eine Zeit angekommen, in der sie das Einkaufen in Supermärkten ganz neu erlernen müssen. Wie diese Kleine, die von ihrer Mutter im Edeka-Markt von Wettmar mit den neuen Gepflogenheiten bekannt gemacht wird.

Mutter und Kind erreichen den Backwaren-Bereich, vor dem Kuchen-Tresen stehen zwei Hocker, an denen Flatterband befestigt ist. Auf den Hockern steht "Zwei Meter Abstand halten", "zwei Meter Abstand halten" steht in diesem Supermarkt fast überall. Sogar am Leergutautomaten. Daneben ebenfalls Flatterband. Denn die Cafeteria ist geschlossen.

Mutter und Kind verweilen kurz vor dem Kuchen-Tresen. "Hier", sagt die Mutter, "werden dir dann auch die Brötchen zugeworfen."

Die Tochter nickt. Mutter und Tochter eilen weiter. Es gibt noch so viel zu lernen.

Sechsundzwanzigster März 2020

Falschparker in Supermärkten

Wenn Paare mit zwei Einkaufswagen durch einen Supermarkt fahren sollen, damit sie und er über einen rollenden
Abstandshalter verfügen, müsste dann nicht auch jede Kundin und jeder Kunde aufgefordert werden, immer mindestens eine Hand am Einkaufswagen zu haben? Denn: Viele
parken ihren Einkaufswagen in den Gängen und sind ohne
Einkaufswagen von Regal zu Regal unterwegs.

Außerdem: Unzählige Einkaufswagen werden falsch ge-
parkt. Einige stehen kreuz, die anderen quer in den Gängen.
Wenn jede und jeder immer mindestens eine Hand am Einkaufswagen haben müsste, käme es nicht zu diesem be-
denklichen Parkverhalten, das erst an der Kasse nicht mehr
möglich ist.

Deswegen kann es an der Kasse dabei bleiben, dass Waren
auch beidhändig auf das Band gelegt werden dürfen.

Neunundzwanzigster März 2020

Mehr Grabsteine-riskante Weihnachtsmänner

Für die Zeugen Jehovas ist die Corona-Pandemie keine Apokalypse, sondern nur ein Zeichen. Habe ich gestern in der "Freien Presse" gelesen. Doch: Was ist das nachfolgend Geschilderte für ein Zeichen?

Bei meiner sonntäglichen Radtour komme ich an einem Bestattungsunternehmen vorbei, das seine Ausstellungsfläche erweitert hat. Grabsteine gibt es jetzt auch auf der anderen Straßenseite.

Nachdenklich gestimmt hat mich auch die Antwort eines Vaters auf eine Frage seiner kleinen Tochter bei einem Spaziergang. "Papi, wann kommt denn der Weihnachtsmann?" Zögerliche Antwort des Vaters: "Oh, das dauert noch etwas."

Hätte der Vater nicht antworten müssen, dass der Weihnachtsmann ein sehr alter Mann ist, der auf nicht absehbare Zeit zu einer Risikogruppe gehört, die den Kontakt mit Kindern meiden muss?

Einunddreißigster März 2020

Viele Geburtsfeiern am Bau

Die Frauen und Männer vom Bau feiern während der Corona-Krise unglaublich oft Geburtstag. Das geht aus einer Hände-Waschanleitung der Berufsgenossenschaft der Bauwirtschaft hervor, die ich in einem Waschraum entdeckt habe.

Erst sollen die Frauen und Männer vom Bau ihre Hände nass machen, dann einschäumen. "Gründliches Einseifen dauert 20 bis 30 Sekunden", weiß die Berufsgenossenschaft. Damit die Frauen und Männer vom Bau wissen, wann die halbe Minute herum ist, sollen sie zweimal hintereinander "Happy Birthday to you" summen. Die Berufsgenossenschaft der Bauwirtschaft nennt das "Eselsbrücke".

Möglicherweise werden auch woanders solche "Eselsbrücken" gebaut. Für Kinder aus streng katholischen Elternhäusern könnte sie "Ich bin klein, meine Hände sind rein, darf ich nichts mit berühren, nicht einmal das Jesulein" lauten.

18

Erster April 2020

Oberbürgermeister von Jena maskiert sich

Jetzt kommt man sogar schon auf die erste Seite der "Bild"-Zeitung, wenn man ein Stück Stoff vor dem Mund trägt. Selbst genäht von FDP-Chef Christian Lindner und testweise verteilt in Jena. Reklame dafür läuft derzeit Thomas Nitzsche, seines Zeichens Oberbürgermeister. Und alle, die weder an die Weltgesundheitsorganisation noch an das Robert-Koch-Institut glauben, sollen mitlaufen.

Damit die Bürgerinnen und Bürger nicht schon auf der Straße von der Polizei weggefangen werden, weil sie für potenzielle Räuber gehalten werden, sollen die so genannten Schutzmasken erst in Supermärkten, Bussen und Bahnen angelegt werden.

Da Krankenhäuser bereits fürchten, dass ihnen jetzt diese Masken vor den Intensivbetten weggekauft werden wie jedem Notdürftigen das Toilettenpapier vor der Kloschüssel, werden die Bürgerinnen und Bürger zum Selbermachen angehalten.

Diese Masken schützen zwar noch weniger als professionell hergestellte, aber immerhin kann man die Bürgerinnen und Bürger, die andere im Supermarkt, in Bussen und Bahnen mit dem Corona-Virus angesteckt haben, bei einer Gegenüberstellung nicht mehr identifizieren.

19

Bei der Landtagswahl hat die FPD bekanntermaßen mit
Mühe und Not den Sprung ins Parlament geschafft. Dennoch stellte sie für ein paar Stunden den Ministerpräsiden-
ten von Thüringen. Den Oberbürgermeister von Jena stellt
sie leider noch länger.

Zweiter April 2020

Irreführende Statistik der Region Hannover

Alles klar, wenn Sie diese Corona-Statistik der Region Hannover studiert haben?

Barsinghausen: 22 Fälle
Burgdorf: 16 Fälle
Burgwedel: 28 Fälle
Garbsen: 37 Fälle
Gehrden: 7 Fälle
Hemmingen: 21 Fälle
Isernhagen: 26 Fälle
Laatzen: 28 Fälle
Landeshauptstadt Hannover: 539 Fälle
Langenhagen: 42 Fälle
Lehrte: 24 Fälle
Neustadt: 19 Fälle
Pattensen: 12 Fälle
Ronnenberg: 24 Fälle
Seelze: 27 Fälle
Sehnde: 11 Fälle
Springe: 16 Fälle
Uetze: 20 Fälle
Wedemark: 23 Fälle
Wennigsen: 12 Fälle
Wunstorf: 20 Fälle

Doch nicht alles klar? Verständlich. Denn die Zahlen sind

überhaupt nicht vergleichbar. Picken wir uns doch einmal eine Zahl heraus. Burgwedel (20 000 Einwohner) 28 Fälle. Klingt nicht sehr dramatisch. Doch auf Hannover (540 000 Einwohner) umgerechnet wären das 756 Fälle statt 539.

Auch bei jedem anderen Vergleich liegt Burgwedel in dieser Statistik vorn. Zweites Beispiel: Burgdorf (31 000 Einwohner) 16 Fälle. Also 12 weniger als in Burgwedel? Auf Burgwedel umgerechnet käme man auf elf Fälle. Das ist ein Unterschied von 17 Fällen. Man muss nur die Einwohnerzahl der Kommunen und Städte berücksichtigen. Macht die Region Hannover aber nicht.

Dritter April 2020

Kein Feuer kann brennen so heiß

In diesem Jahr besiegt die Sonne den Winter erst im Juli und muss sich ihm schneller als sonst wieder geschlagen geben? Der niedersächsische Umweltminister Olaf Lies will die Vereine, die ihre Osterfeuer wegen der Corona-Bewährungsprobe abgesagt haben, für diesen Gedanken erwärmen. Die Flammen sollen gen Sommerhimmel schlagen, sobald das Corona-Virus aus dem Eiweiß kommt und deswegen nicht mehr alle Informationen, die dem Menschen schaden, beisammen hat?

Doch: Hören wir dazu erst einmal den Umweltminister: "Osterfeuer können nach der Corona-Krise abgebrannt werden, wenn es die aktuellen Beschränkungen nicht mehr gibt."

Da diese Meldung vom 1. April stammt, liegt der Verdacht eines April-Scherzes nahe. Also: Anruf bei der Pressestelle des Umweltministeriums. Die Meldung stimmt.

Der Pressesprecher sagt: "Wir haben lange überlegt." Und dann habe man sich für das Brauchtum entschieden. Den Einwand, dass dann auch Ostern verlegt werden müsste, lässt er nicht gelten. "Das geht nicht", sagt er. Wann die "aktuellen Beschränkungen" aufgehoben werden können, weiß der Pressesprecher allerdings nicht. Ich tippe auf Juli.

Nun zum Brauchtum Osterfeuer: Das Feuer ist im Altertum
heilig gewesen. Die römischen Priesterinnen durften das
heilige Feuer nie erlöschen lassen. Das Frühlingsfeuer als
Brauch ist in Deutschland seit dem elften Jahrhundert nach-
gewiesen. Gehuldigt wurde dem (Sonnen-)Licht, das die
Dunkelheit vertreibt.

Tolle Idee, dachten sich die Christen, können wir für unsere
Feiertage ebenfalls gut gebrauchen. Das Licht, das die
Dunkelheit vertreibt, ist ab sofort Jesus. Ab 1559 hießen die
Frühlingsfeuer Osterfeuer. Und in diesem Jahr? Vertreibt
Jesus die Dunkelheit allein, und wir trinken drei Monate
später bei 30 Grad im Schatten im Schein lodernder Flam-
men Glühwein.

Vierter April 2020

Fußball der Corona-Zukunft

Das Corona-Fachblatt „kicker" schlägt Alarm. 13 Erst- und Zweitligavereine nagen bereits am Hungertuch, das von zwölf Vereinen sogar schon verpfändet worden ist. Fernsehgelder müssen her. Dazu muss aber gespielt werden. Deswegen denkt die Deutsche Fußball-Liga angestrengt über eine Fortsetzung der Saison im Mai nach. Fans werden nicht da sein. Die braucht man auch nicht für die Schuldentilgung.

Da derzeit Kontaktverbot für mehr als zwei Personen besteht, stößt dieses Vorhaben auf Probleme, die jedoch gelöst werden könnten. Erste Möglichkeit: Auf dem Feld stehen nur die Torhüter. Mit der Abstandsregel hätten die keine Schwierigkeiten. Sie müssten so lange abwechselnd auf das gegnerische Tor schießen, bis das Runde im Eckigen ist. Das Spiel endet – wie früher schon einmal in der Verlängerung – mit dem Golden Goal. Das könnte allerdings Tage dauern.

Zweite Möglichkeit: Die Mannschaften bilden Zweiergruppen, die um insgesamt elf Bälle kämpfen. Bei einem vorgeschriebenen Mindestabstand von 1,50 Metern wären die Zweikämpfe auch sehr fair. Das Spiel endet ebenfalls – wie früher schon einmal in der Verlängerung – mit dem Golden Goal.

Dritte Möglichkeit: Die Mannschaften spielen hinter mobilem Plexiglas. Auf dem Feld dürfen stets nur ein Torwart und der ballführende Spieler sein. Schlägt dieser Spieler einen Pass, ruft er der Spielerbank zu: „Steilpass für unsere Nummer 7." Die Nummer 7 springt auf und versucht, den Pass vor der Seiten- oder Toraus-Linie zu erreichen.

Die gegnerische Mannschaft hat jederzeit die Möglichkeit, den Pass als geblockt zu reklamieren. In diesem Fall wechselt der Ballbesitz. Auch dieses Spiel würde – wie früher schon einmal in der Verlängerung – mit dem Golden Goal enden. Falls überhaupt.

Vierter April 2020

Geplatzte EM-Reise

Meine EM-Reise nach Madeira kann leider nicht 2020 stattfinden. Denn die Fußball-Europameisterschaft ist verschoben worden. Sie findet vom 11. Juni bis 11. Juli 2021 statt.

Dann ist Christiano Ronaldo wohl schon in Rente. Der ist übrigens derzeit auf der Insel, weil seine Mutter in Funchal im Krankenhaus liegt. Gute Besserung!

Der Flugverkehr nach Madeira ist derzeit eingeschränkt, möglich sind nur noch wichtige Flüge. Ob ich also am 20. Juni auf der Insel bin, wenn Portugal gegen Deutschland gespielt hätte, steht noch nicht fest.

Sollte das so sein, werde ich die Frau, die ich nach meinem zweiten Madeira-Aufenthalt in der Broschüre „Cliente seguinte-Eine liebe Geschichte aus Funchal auf Madeira", beschrieben habe, bei der Arbeit im Hostel beobachten. 90 Minuten lang. Mit Nachspielzeit.

Fünfter April 2020

Frauen sehen mehr als Männer

Graue Steine sollen bunt werden. Zu dieser Aktion ruft die Martins-Kirchengemeinde in Lehrte-Ahlten auf. Transportieren sollen diese "Ostersteine" die Botschaft, dass die Liebe stärker ist als der Tod.

"Der Stein ist ein wesentlicher Bestandteil der Ostergeschichte", sagt Pastor Henning Runne. "Denn die Evangelien erzählen von der Entdeckung der Jünger am Ostermorgen: Der Stein war weggerollt und das Grab leer. So wurde der weggerollte Stein zum Symbol der Botschaft, dass Gott, dass die Liebe stärker ist als der Tod."

Die Ostergeschichte gibt es aber gar nicht, es gibt vier. In denen Frauen die wichtigsten Rollen spielen. Sie machen die Entdeckung, die Pastor Henning Runne den Jüngern andichtet. Bevor Jesus zum Tode verurteilt wird, lässt die Frau des römischen Landpflegers Pontius Pilatus ihrem Mann ausrichten, dass der Gedanke, Jesus werde hingerichtet, ihr den Schlaf raube, denn Jesus sei ein Gerechter.

Was sich während der Kreuzigung abgespielt haben soll, sollte man kleinen Kindern verschweigen. Ostersonntag gehen Maria Magdalena und die Mutter von Jakobus zum Grab, das leer ist. Ein Engel wälzt den Stein beiseite und gibt diesen beiden Frauen den Auftrag, die Jünger zu informieren. So steht es im Evangelium nach Matthäus.

Im Evangelium nach Markus fehlt die Bitte der Frau des Landpflegers, auch in dieser Ostergeschichte gehen Maria Magdalena und die Mutter von Jakobus zum Grab, der Stein ist bereits beiseite gewälzt worden. Im Grab sitzt ein Jüngling in einem langen weißen Kleid und sagt den beiden Frauen, dass sie die Jünger und Petrus informieren sollen, in Galiläa werde es zu einem Treffen mit Jesus kommen.

Im Evangelium nach Lukas sind es mehrere Frauen, die das leere Grab entdecken, zwei Engel beruhigen sie, die Jünger glauben den Frauen nicht, bis Petrus sich erbarmt und zum Grab geht. Die Frau des Landpflegers kommt nicht vor.

Auch im Evangelium nach Johannes steht nichts über die Frau des Landpflegers. Maria Magdalena geht allein zum Grab, der Stein ist beiseite gerollt, sie holt die Jünger. Die bleiben nicht lange. Maria Magdalena weint, sieht zwei Engel, dreht sich um und hält den Mann, der vor ihr steht, für einen Gärtner, doch es ist Jesus. Sie soll den Jüngern sagen, dass er zu seinem Vater zurückkehren wird.

So unterschiedlich diese Geschichten auch sind, in einem sind sich die Autoren einig: Ohne die Frauen hätte niemand erfahren, dass das Grab leer ist. Als die Jünger das erfuhren, interessierten sie sich kaum dafür.

Außerdem erfahren wir aus diesen Geschichten, dass die Frauen mehr gesehen haben als die Männer. Sie müssten also bis heute die Kirchen, die sich auf Jesus berufen, leiten, damit auch die Männer etwas begreifen. Die Kirche

müsste sich auf Maria Magdelena berufen, die Päpstin säße
also auf dem Stuhl dieser Frau, die in allen vier Geschichten vorkommt und zu Jesus ein besonderes Verhältnis hat.
Sie ist die erste, die erfährt, dass die Geschichte noch nicht
zu Ende ist.

Die "Ostersteine" sollen Hoffnung während der Corona-
Bewährungsprobe vermitteln. Und wer trägt die Hauptlast
in diesen Zeiten? Frauen! In Alten- und Pflegeheimen, in
Krankenhäusern...

Neunter April 2020

Die missverständliche Ministerin

Eine Ministerin, die bisher kaum jemand gekannt hat, sorgt plötzlich gleich zweimal hintereinander für Wirbel. Erst verkündet sie ein Besuchs-Verbot für alle und jeden, nun ein Verbot für "Sport im Freien". Und wieder wird es heißen: "Ich habe mich missverständlich ausgedrückt."

"Ausgezogene Kinder" (O-Ton) beispielsweise dürfen durchaus ihre Eltern weiter besuchen. Ob das auch für "angezogene Kinder" gilt, hat Carola Reimann nicht thematisiert.

Nun ist er da. Hurra? Das niedersächsische Gesundheitsministerium hat einen fiktiven Bußgeldkatalog vorgelegt, der den kreisfreien Städten und Landkreisen in Niedersachsen - so die offizielle Lesart - "Hinweise für eine einheitliche Handhabung" geben soll. Die "Nichteinhaltung des Mindestabstandes von 1,5 Metern in der Öffentlichkeit und sportliche Betätigung im Freien" sollen mit einem Bußgeld von 150 Euro belegt werden.

Erinnert sich noch jemand? Was sind wir doch gelobt worden, täglich haben uns die Ohren geklungen, wenn man unser Verhalten in Supermärkten pries, wenn die Medien über Innenstädte berichteten, die wir leer gefegt hatten. Verstöße gab es angeblich nur sehr selten.

Doch es müssen sehr viele Verstöße gewesen sein, denn für wenige Verstöße würde sich wohl niemand einen Bußgeldkatalog ausdenken. Wenn das Ministerium dann auch noch erklärt, dass zufällige oder unvermeidbare Verstöße nicht geahndet werden sollen, dann sollte jede kreisfreie Stadt und jeder Landkreis in Niedersachsen sagen: "Danke für die Mühe. Wäre aber nicht nötig gewesen."

Was sind wir doch gelobt worden! Sogar die Baumärkte hat man für uns wieder geöffnet. Mit dem gekauften Material dürfen wir auch unsere Zweitwohnung renovieren. Ärgerlich ist nur, dass der "kurzfristige Aufenthalt zu touristischen Zwecken in Zweitwohnung" nicht statthaft ist. Darüber ärgern Sie sich nicht, weil sie sich kaum Ihre Erstwohnung, geschweige denn eine Zweitwohnung leisten können? Ach so.

Zehnter April 2020

Mehr als 2 muss weg

Auf den Straßen und Plätzen nur noch Zweisamkeit, Hände waschen, aber nicht schütteln, Abstand halten - in vielen Köpfen sind diese Corona-Regeln immer noch nicht angekommen. Viele Menschen orientieren sich weiterhin an Althergebrachtem aus Literatur, Liedgut, Sport und Filmindustrie. Deshalb hat das Corona-Kabinett heute die Weichen für neues Denken gestellt. Dazu die Bundeskanzlerin: "Mehr als zwei ist überall schädlich." Angela Merkel nennt Beispiele (die Änderungen in Klammern)

Sprichwörter

Aller guten Dinge sind drei (zwei)

Märchen

Schneewittchen und die (der) sieben Zwerge (Zwerg)

Liedgut

So nimm (meide) denn meine Hände

Jugendliteratur

Die drei (beiden) ??? (??)

33

Songs

When we all (both) fall asleep, where we do go?

Fußball

Hattrick (Doppel+pack)

Verheißungen

Wo sich zwei oder drei (weniger als drei) in meinem Namen versammeln

Filmtitel

(Zwei) Leichen pflastern seinen Weg

Weitere Beispiele unter www.coronakabinett-dichtet-neu.de

Fünfzehnter April 2020

Corona-Flucht aus der Ehe

Deutsche Ehemänner schielen bereits nach Japan. Deutsche Ehefrauen auch. Denn in Japan bietet ein Unternehmen Zimmer für Eheleute an, die sich während der Corona-Bewährungsprobe gegenseitig auf den Keks gehen. Bei den Zimmern handelt es sich natürlich nicht um Doppel-, sondern um Einzelzimmer, die täglich 35 Euro kosten.

Doch: Wie nach Japan kommen und nicht gegen die Corona-Regeln verstoßen? Schwierig. Japan ist schon immer weit weg gewesen, jetzt ohne Flugzeuge noch weiter. Doch wo gute Ideen sind, sind auch immer Nachahmer.

Deutsche Ehemänner schielen deswegen auch schon nach den Niederlanden. Deutsche Ehefrauen auch. Sobald dort ebenfalls solche Zimmer angeboten werden, wollen sie ihre Koffer packen. Die Niederlande sind schon immer nicht so weit weg gewesen wie Japan, auf Flugzeuge kann deshalb verzichtet werden.

Die Grenzen sind nicht dicht und die Niederländer haben schon immer gern Deutschen Asyl angeboten. Man denke nur an Kaiser Wilhelm II. Der ist zwar nicht seiner Ehefrau, sondern dem deutschen Volk auf den Keks gegangen, aber Gebäck ist Gebäck.

Siebzehnter April 2020

Der Christian und das Virus

Die Beziehung wird immer enger, aber zu Missverständnissen kommt es immer noch. Wenn der Virologe Christian Drosten in Talkshows über das Corona-Virus spricht, wird seine Stimme sanft, er wirbt um das Virus, das er täglich besser verstehen möchte. Das will ihm aber immer noch nicht gelingen.

Wie in jeder Beziehung deutet er Signale falsch, sobald er glaubt, man sei sich näher gekommen, wächst die Entfernung wieder. Neuerdings schwingt sich das Virus sogar auf kleine Partikel und kommt auf ihnen weiter als gedacht. Bei 1,50 Metern bleibt es aber. "Danach stürzt das Virus ab", sagt Christian Drosten. Partikel hin oder her. Ein Luftzug reicht.

Um Kinder kümmert sich das Virus so wenig wie um ihn, wirkt Christian Drosten im nächsten Moment wieder etwas zerknirscht. "Das ist mir immer noch ein völliges Rätsel", gesteht er und bezieht auch Familien in dieses Rätsel ein.

Infiziert sich ein Familienmitglied mit dem Virus, heiße das noch lange nicht, dass auch die anderen Familienmitglieder krank werden. "Im Gegenteil, sie werden kaum infiziert. Woran das liegt, weiß niemand", bleibt seine Stimme aber trotzdem sanft.

Kein Wunder, dass Christian Drosten immer häufiger der Schädel brummt. Sein Tipp: "Nach draußen gehen." Draußen angekommen, verfliegen die Kopfschmerzen und schon eilt er zur nächsten Talkshow, um zu verkünden: "Ich habe mich schon wieder geirrt."

So geht das nicht weiter. Deswegen, liebes Corona-Virus, klär endlich deine Beziehung zu diesem Mann, bevor er an Liebeskummer erkrankt und wegen dieser Vorerkrankung schon mit 48 zu der Risikogruppe gehört, die bisher fast ausschließlich aus über 80-Jährigen besteht.

Achtzehnter April 2020

Polizeigewerkschaft mag Maskierte

Mit dieser Expertenmeinung hat niemand gerechnet. Doch nun liegt sie den Medien vor und wird somit verbreitet. Die Polizeigewerkschaft fordert während der Corona-Bewährungsprobe eine Masken-Pflicht in allen Bundesländern.

Sachsen und Mecklenburg-Vorpommern führen diese Masken-Pflicht bereits ein. Die Bundeskanzlerin ist noch der Meinung, dass Masken in Supermärkten, Bussen und Bahnen angeraten sein können, setzt aber weiter auf Freiwilligkeit.

Das kann der Polizeigewerkschaft natürlich nicht gefallen. Denn die meisten Räuber maskieren sich freiwillig. Sie sind aber zweifellos schlechte Vorbilder für politisches Handeln.

Die Polizeigewerkschaft räumt ein, dass maskierte Räuber von maskierten Supermarkt-Kunden, Bahn- und Bus-Reisenden nur schwer zu unterscheiden sind und schlägt deshalb vor, dass jede Maske vor dem Tragen von der Polizei codiert werden muss.

Betritt jemand einen Supermarkt, einen Bus oder eine Bahn, soll dieser Code eingescannt und an das Bundeskriminalamt weitergeleitet werden. Kommt es zu einem Überfall, sollen alle, die sich zur Tatzeit in diesem Supermarkt, in diesem Bus oder in dieser Bahn befunden haben, vorläufig in Gewahrsam genommen werden.

Bei Demonstrationen gilt die Masken-Pflicht nicht, dann gilt weiterhin das Vermummungs-verbot.

Zweiundzwanzigster April 2020

Brandenburg lässt die Maske nicht fallen

Manches weiß man eben nicht so richtig. Gestern hat die Gesundheitsministerin von Brandenburg, Ursula Nonnemacher, noch eine Masken-Pflicht abgelehnt, weil es gar nicht genug "sichere Masken" gebe, seit heute soll auch in Brandenburg die Masken-Pflicht eingeführt werden. Denn über Nacht hat man festgestellt, dass es mit Berlin einen Verkehrsverbund gibt. Und in Berlin herrscht Masken-Pflicht.

Elf Bundesländer schlagen inzwischen die Warnungen der Ärzte in den Wind, die darauf hinweisen, dass Masken dazu führen werden, dass man sich häufiger als sonst ins Gesicht greift. So macht man den Weg frei für das Virus, man versperrt ihn nicht. Doch diese elf Bundesländer werden sich wohl damit herausreden, dass sie auch Tücher oder Schals für sinnvoll halten.

Den Bundesgesundheitsminister wird es freuen. Denn Jens Spahn hat vor einem öffentlichen Termin die Maske falsch herum angelegt. Wenn er von einer Mitarbeiterin darauf nicht hingewiesen worden wäre, wüsste er das immer noch nicht.

Aber wir wissen nun eins: Die gemeinsamen Beschlüsse von Bund und Ländern sind nichts wert. Sie dienen nur der Verwirrung.

Fünfundzwanzigster April 2020

Montag sehen wir uns dann mit Masken

Die Sonne vertreibt die dunklen Wolken, ich schwinge mich auf mein Fahrrad, komme in Kleinburgwedel an einem kleinen Jungen vorbei, der einen Mundschutz trägt und diesen mit ängstlichem Blick gegen seine Lippen drückt, weil er wohl fürchtet, dass ich ihn anstecken könnte. Ein Bild, das ich lange nicht vergessen werde.

Zur Mund-Nase-Bedeckungspflicht, die von den Medien immer noch Maskenpflicht genannt wird, soll der niedersächsische Ministerpräsident Stephan Weil gestern in einem Interview gesagt haben: "Dass wir da Alleingänge hatten, die am Ende wie in einer Domino-Kette fielen, das fand ich nicht gelungen." Ein Bekannter erzählt mir das vor dem Edeka-Markt in Wettmar. Nach meiner Rückkehr prüfe ich das Zitat. Es stimmt. Und ich frage mich wieder, was ich meinen Bekannten gefragt habe: "Warum hat er dann Niedersachsen zu einem dieser Domino-Steine gemacht?"

In den Edeka-Markt geht eine blonde Frau mit einer Maske. Sie zupft an der Maske herum, weil sie nicht sitzen will. Auf ihrer Nase verrutscht sie immer wieder. Preiswert ist diese Maske wohl kaum gewesen. Weiß diese Frau, dass so genannte "sichere Masken" nach dem Abnehmen sofort gewaschen oder luftdicht verpackt werden müssen? Rät das Bundesinstitut für Arzneimittel und Medizinprodukte.

Als ich den Edeka-Markt wieder verlasse, ruft eine Verkäuferin einer Kundin hinterher: "Montag sehen wir uns dann mit Masken." Ich drehe mich um. "Oder mit einem Schal vor dem Mund", sage ich. "Wie meinen Sie das?", fragt sie. "So, wie das in der Verordnung steht, die am Montag in Kraft tritt." Ich weiß immer, wann man mich für einen Spinner hält. Dabei gehöre ich gar nicht zur niedersächsischen Landesregierung.

In Burgdorf ist alles wie an anderen Samstagen, wenn die meisten Läden geschlossen sind. Ein paar Leute sitzen auf den Bänken im Stadtpark, auf dem Spittaplatz und an der Marktstraße. Vor der Sparkasse begegnet mir ein großer Mann, der bis fast unter die Augen maskiert ist. Banküberfälle halte ich an Samstagen nicht für besonders sinnvoll, er muss einen anderen Grund haben.

Bei Netto deutet nichts auf Änderungen am Montag hin, ich werde weiterhin um Abstand halten gebeten, ich soll einen Einkaufswagen nehmen und damit rechnen, dass ich erst in den Markt darf, wenn die vorgeschriebene Kundenzahl wieder erreicht ist. Ich wünsche mir, dass dieser Samstag nie vergehen möge.

Wieder zurückgekehrt nach Wettmar ist plötzlich Montag. Vor dem Penny-Markt steht ein Schild. "Sie dürfen diesen Markt ohne Mund-Nasen-Bedeckung nicht betreten." Ein Junge sagt zu seiner Mutter: "Wir brauchen eine Maske." Die Mutter antwortet: "Vielleicht können wir uns noch reinschmuggeln." Ich beruhige die Mutter: "Das gilt erst ab

Montag. Und eine Maske brauchen Sie auch nicht. Ein Schal reicht." Wieder weiß ich, wann man mich für einen Spinner hält. Aber zur niedersächsischen Landesregierung gehöre ich immer noch nicht.

Dann diese Gemeinheit. Aus Stockholm schickt mir ein Bekannter ein Foto. Er sitzt mit seiner Freundin vor einem Café. Wie viele andere. "Unsere Regierung vertraut uns eben", schreibt er. "Und eure?" Ich habe diese mail noch nicht beantwortet...

Über den Autor

Heinz-Peter Tjaden, 1949 geboren in Wilhelmshaven, nach dem Abitur Studium in Mainz (Volkswirtschaftslehre und Publizistik), Lehre als Industriekaufmann und Redaktionsvolontariat, Redakteur, verantwortlicher Redakteur und Chefredakteur von Fachzeitschriften, Wochenzeitungen, einer Tageszeitung und einer Nachrichtenagentur, lebt seit 2014 wieder in der Region Hannover.

Auch dort macht er sich immer viele Gedanken. In einem Mathe-Bilderbuch über Zahlen, die sich über die Reihenfolge streiten („Wenn Zahlen Streit bekommen"), über Jugendämter und die Justiz („Die Mörderin, die unschuldig ist"), über die erste Frau von Adam, die in der Bibel abhanden gekommen ist („Wer hat die erste Frau von Adam beiseite geschafft?").

Jetzt muss das Corona-Virus dran glauben.

Viele Diskussionen oder Sprachlosigkeit

Kaum eine Geschichte von Heinz-Peter Tjaden hat bei
Lesungen so viele Diskussionen ausgelöst wie diese. Vielen
verschlug sie aber auch die Sprache.

Jagen, jagend, gejagt

Das Licht der Sonne jagt über das Weizenfeld, verfolgt von
Wolkenschatten. Die Jagd wird erst enden, wenn das Land
im Schatten liegt. Licht, Schatten, Licht, Schatten, Schatten, Schatten. Nur nicht müde werden. Schatten wachsen
und holen das Licht ein. Noch aber ist die Jagd nicht zu Ende.

Die Frau jagt über das Weizenfeld, verfolgt von einem
Mann. Die Jagd wird erst enden, wenn die Frau unter ihm
liegt. Atem, schneller Atem, nach Luft ringen. Frau, Mann,
Frau, Mann, Mann, Mann. Mord. Nur nicht müde werden.
Männer siegen und besiegen Frauen. Noch aber ist die Jagd
nicht zu Ende.

Das Licht der Sonne erreicht das Dorf, jagt über den Kirch-
turm, die Zeiger der Uhr blitzen auf. 16 Uhr. Auch der
Schatten erreicht das Dorf, bedeckt einen Mann, der vor
dem Gasthof steht, jagt weiter, während der Mann zur
Kirchturmuhr hinaufblickt. 16 Uhr. Wenn sie wieder nicht
zuhause ist, bringe ich sie um, damit endlich Schluss ist mit
den Lügen, mit den Geschichten von einem Mann, der sie

verfolgt, sobald sie das Haus verlässt. Der Schatten jagt das Licht der Sonne, das Wasser des Dorfweihers funkelt nur einen Augenblick.

Der Mann jagt die Frau, das Wasser des Dorfweihers stoppt die Jagd. Nach Luft ringen, Luft, Hände, Hände, die hinab-ziehen, hinab ins Gras, Hände, die suchen, Haut, Beute, während ein anderer Mann hinter der Kirche in eine enge Gasse abbiegt, Schritte, Kopfsteinpflaster, wenn sie wieder nicht zuhause ist.

Sie liegt im Gras, irgendwo liegt sie im Gras, mit einem Mann, am Dorfweiher, wo viele im Gras liegen?

Luft, Hände, Stoff, der zerreißt, Haut auf Haut, die Arme der Frau langgestreckt im Gras, ein Opfer, ein Opfer für wen, für ihn, für ihren Mann, der ihr nicht vertraut?

Das Licht der Sonne jagt nicht mehr weiter, die Schatten haben gesiegt, und die Frau wehrt sich nicht mehr, den Rock darf er nicht auch noch zerreißen, was soll ich mei-nem Mann erzählen?

Kopfsteinpflaster, links und rechts Fachwerkhäuser, eine rote Tür, die geöffnet wird, Helga, bist du da, keine Ant-wort, natürlich nicht, sie liegt im Gras, mit einem Mann, am Dorfweiher, will gesehen werden, nach den Lügen die Wahrheit und Spott, Fenster in schmalen Häusern, die alles wissen.

Die Frau schiebt den Rock über ihre Beine, streift ihn ab, öffnet sich, will kein Opfer sein, nicht seins und das Opfer des anderen schon gar nicht, will sich trauen, was er ihr zutraut, ihr Mann soll wissen, dass sie kein Opfer war, kein Opfer mehr ist. Spiel mit mir und tu mir nicht weh. Hände, die finden, Haut auf Haut, Beute und Erbeutetes.

Kopfsteinpflaster, die Kirchturmuhr. Vier und fünfzehn Minuten. Der Bürgermeister, guten Tag, der Fleischermeister, warum grinst er, er grüßt mich schon lange nicht mehr, weil wir in der Stadt einkaufen, die Nachbarin, guten Tag, ist Ihre Frau zuhause, warum will sie mich in ein Gespräch verwickeln, in ein Gespräch über sie? Alle wissen davon, nur ich nicht. Noch nicht. Entschuldigung, ich habe es eilig, Kurt, ruft jemand hinter ihm her, keine Zeit, weiter, weiter bis zum Dorfweiher.

Hände klammern sich fest, wollen wehtun, sie ist meine Beute, Beute, die sich ergibt, wie dumm von ihr! Der Mann will sie mit Gewalt, weil Kurt erzählt, dass sie es freiwillig tue, sein Mund steht nicht still, wenn die Bierkrüge kreisen, meine Frau treibt sich herum, darum trinke ich, ich trinke, um zu vergessen, doch er vergisst nur die Geschichten, die er erzählt, wenn die Bierkrüge kreisen.

Weiße Flecken im Grün, Haut, ein Mann und eine Frau, Kurt setzt Fuß vor Fuß, vermeidet Geräusche, will auftauchen aus dem Nichts, dort im Gras liegt seine Frau. Wer sonst.

Helga bewegt ihren Mund. Tonlos. Ihre Hände wandern durch das Gras und finden einen Stein, heben ihn auf, spüren das Gewicht, das groß genug ist, um den Schädel des Mannes zu zertrümmern. Sie beugt sich über den Mann, das Gras verfärbt sich rot.

Stille wie eine Faust. Stille nach dem Tod. Sie hat ihn umgebracht, dreht sich um, sieht Kurt, geht auf ihn zu, er nimmt den Stein aus ihrer Hand, stolpert am Ufer entlang, lässt den Stein fallen, die Wunde des Wassers verheilt schnell.

Das Licht der Sonne möchte fliehen, wird gehalten vom Schatten und zugedeckt von der Nacht, wie das Gasthaus, gelbes Licht in Sprossenfenstern, im Licht Kurt, der sich zudeckt mit Bier, der schreit, während er den nächsten Krug zu sich heranzieht, ich habe sie erwischt, am Weiher, mit einem Mann, der Mann ist tot. Wortfetzen. Stühlerücken. Sommerluft weht herein, und die Tür fällt ins Schloss.

Das Licht der Sonne jagt über das Weizenfeld, verfolgt von Wolkenschatten, sie erreichen die Stadt, streifen einen Mann zwischen zwei Männern in Uniform.

Im Dorf wird das Licht der Sonne nicht gejagt, hinter blanken Scheiben eine Frau, Kopfsteinpflaster, Schritte, eine Nachbarin, das Urteil aus ihrem Mund, 15 Jahre, Totschlag, der Richter ohne Milde, Lügen, Angeklagter, von Ihnen habe ich nur Lügen gehört, Sie haben den Mann umgebracht, Eifersucht, wo ist der Stein, im Gasthaus, er-

innern Sie sich, im Gasthaus haben Sie erzählt, Ihre Frau
tue es freiwillig, wenn sie wieder nicht zuhause ist, dann
bringen Sie auch zwei Menschen um. Sie hat Glück gehabt.
15 Jahre.

Das Licht der Sonne wärmt das Kopfsteinpflaster und Helga ist zuhause.

www.ingramcontent.com/pod-product-compliance
Lightning Source LLC
Chambersburg PA
CBHW070447290526
45791CB00005B/2088